AF296285

Comme il convient

PHARMACIE

INTÉRÊTS PROFESSIONNELS

REFERENDUM

SUR

UN PROJET D'UNION

DES

PHARMACIENS FRANÇAIS

Ayant pour but de réglementer la vente des produits pharmaceutiques spécialisés sous des marques quelconques.

nos confrères de vouloir bien lire attentivement le présent projet.

COMITÉ D'INITIATIVE

MM.

Crinon, *président d'honneur* du Comité d'initiative, 45, rue de Turenne.

Rièthe, *président d'honneur* du Comité d'initiative, 11, rue Payenne,

Thibault (Eugène), *président* du Comité d'initiative, 127, boulevard Saint-Michel.

Martin (Henri), *vice-président* du Comité d'initiative, 177, rue du Faubourg-Saint-Honoré.

Peloille, *secrétaire* du Comité d'initiative, 2, faubourg Saint-Denis.

Dufau, *secrétaire adjoint* du Comité d'initiative, 55, rue du Cherche-Midi.

Beytout, *secrétaire adjoint* du Comité d'initiative, 4, rue du Faubourg-Poissonnière.

Audistère, 20, rue de Rivoli, Paris.

Bertrand, 49, avenue de Versailles.

Brociner, 7, rue des Trois-Bornes.

Briesenmeister, 96, rue Philippe-de-Girard.

Borel, 85, avenue des Batignolles (Saint-Ouen).

Brody de la Motte, Rully (Saône-et-Loire).

Caillat, 24, rue Vintimille.

Cappez, 24, rue d'Amsterdam.

Charpentier, 160, rue Saint-Denis.

Cisterne, 97, rue Saint-Maur.

Collin, 49, boulevard Magenta.

Coquet, 82, rue de l'Ouest.

Desvignes, 42, faubourg Saint-Denis.

Dubat, 78, faubourg Saint-Denis,

Dupuy, 225, rue Saint-Martin.

Ferrouillat, 35, rue de Rivoli.

Galbrun, 4, rue Beaurepaire.

(*Voir la suite page 3 de la couverture.*)

LA RÉGLEMENTATION DE LA VENTE

DES

Spécialités Pharmaceutiques

Dans son Assemblée générale du 9 avril 1904, après avoir entendu le Rapport reproduit page 7, la Chambre syndicale et Société de Prévoyance des pharmaciens de la Seine a approuvé à l'unanimité, moins deux voix, le projet d'*Union des pharmaciens français*, ayant pour but de réglementer la vente des produits pharmaceutiques spécialisés sous des marques quelconques, présenté par le Comité d'initiative (constitué à Paris le 28 décembre 1903, en vue de la réglementation générale de la spécialité) et publié dans le *Bulletin de la Chambre syndicale* du 31 mars 1904.

Tous les membres présents, persuadés que la réussite de cette Union apporterait à la Pharmacie française tout entière les avantages souhaités par la grande majorité des pharmaciens, ont vivement encouragé le Comité d'initiative à poursuivre son but et n'ont pas hésité à voter le crédit nécessaire pour que le Comité puisse susciter un referendum général, sur ce nouveau projet, par appel direct et personnel adressé à chaque pharmacien.

Le Comité remercie sincèrement la Chambre syndicale de la Seine de cette intervention effective qui montre encore une fois que si son activité réelle est limitée à la Seine, elle est toujours prête à favoriser et à soutenir par tous les moyens en son pouvoir, les campagnes professionnelles qu'elle croit favorables à l'intérêt général.

Pour le Comité d'initiative :

Le Président,

THIBAULT (Eug.)

127, boulevard Saint-Michel.

Les confrères partisans de notre Union n'ont qu'à signer l'engagement qu'ils trouveront encarté dans le présent envoi et à l'adresser, après affranchissement (0 fr. 15), au Président du Comité d'initiative, M. Thibault, 127, boulevard Saint-Michel.

UNION DES PHARMACIENS FRANÇAIS

AYANT POUR BUT

DE RÉGLEMENTER LA VENTE

DES

PRODUITS PHARMACEUTIQUES SPÉCIALISÉS

sous des marques quelconques

Appel à nos Confrères.

Nous ne cherchons pas à remplacer les modes de réglementation qui fonctionnent aujourd'hui : primes Lorette, tickets, etc. Bien au contraire, notre dessein est d'en favoriser l'extension, ainsi, d'ailleurs, que celle de tous les systèmes susceptibles de réaliser la réglementation d'une manière quelconque. Nous voulons nous appuyer sur l'extension des systèmes actuels pour obtenir, dans le plus bref délai possible, la vente à prix minimum de toutes les spécialités réglementées ou non.

Avant tout, nous devons nous grouper pour connaître notre nombre et pour agir dans le même sens. La majorité des pharmaciens, croyons-nous, désire vendre les spécialités avec un bénéfice normal ; une minorité prétend, au contraire, les sacrifier pour attirer la clientèle. C'est cette majorité qu'il faut faire apparaître ; c'est cette minorité qu'il faut réduire.

Le *referendum* de 1898 recommence ? dira-t-on. Certes, mais dans des conditions nouvelles. La réglementation n'est plus un mythe, elle fonctionne ; chacun a maintenant une opinion faite sur son compte ; veut-on la voir s'étendre ou disparaître ?

A l'heure actuelle (nous le croyons, mais nous désirons en avoir la preuve), l'immense majorité des pharmaciens de France la trouve encore insuffisante. D'un autre côté, quelques récalcitrants insèrent dans leurs circulaires des propos aigres-doux à l'égard des spécialités réglementées, ou suppriment ces spécialités de leurs prix courants.

Nous considérons, nous, que notre premier devoir envers les spécialistes qui ont réglementé, est d'observer, à l'égard de leurs produits, une stricte neutralité.

Que l'on nous entende bien. Les adhérents à notre Union n'abdiqueront aucun des droits que leur confère le diplôme ; ils seront et resteront avant tout des pharmaciens, c'est-à-dire des préparateurs de médicaments officinaux et magistraux. Mais, en présence d'une demande précise de spécialité réglementée, ils devront délivrer le produit sans observation tendant à en détourner le client.

Voilà donc un premier signe qui distinguera les adhérents de l'Union : la cessation de tout combat contre les spécialités réglementées. Le fait d'avoir manqué à cet engagement entraînera l'exclusion de l'Union.

Une seconde obligation sera imposée aux adhérents de l'Union : la réciprocité de la réglementation. La plupart des pharmaciens fabriquent ou vendent des spécialités plus ou moins répandues. Il n'est pas juste qu'ils bénéficient de la réglementation des autres et qu'ils ne fassent rien pour assurer à leurs confrères une juste rémunération de leur entremise, sans donner prise au marchandage actuel. Il faudra donc, pour être considéré comme dépositaire des spécialités réglementées, s'engager à réglementer la vente de toute spécialité, petite ou grande, dont on sera l'auteur, le propriétaire ou le titulaire. L'Union pourra, d'ailleurs, faciliter la réglementation des spécialités à petit débit, en faisant imprimer des tickets-primes en blanc, qu'elle délivrera à ses adhérents par aussi faible quantité qu'ils le voudront.

Nous pensons que ces deux conditions, *neutralité* et *réciprocité*, paraîtront très légitimes à tous les partisans de la réglementation, et que les adhésions vont nous arriver en grand nombre. Dès que nous formerons une majorité suffisante, nous mettrons à exécution un projet que nous étudions depuis longtemps, et qui nous paraît de nature à satisfaire les idées de justice, en même temps que les intérêts du corps pharmaceutique :

Nous demanderons aux propriétaires de spécialités réglementées *de ne plus faire d'avantages spéciaux qu'à leurs dépositaires* et de n'agréer ou conserver comme tels que ceux qui auront pris et respecté l'engagement ci-joint.

Est-ce légal ? Sans aucun doute. Un fabricant a toujours le droit de se choisir des dépositaires et de leur offrir des avantages spéciaux. Nous faisons preuve, en signant notre engagement individuel, de l'esprit de neutralité et de réciprocité qui nous anime à l'égard des spécialités réglementées. Est-il étonnant que nous soyons choisis comme seuls dépositaires ayant droit à des avantages spéciaux ? Quant à ceux qui prétendent continuer à battre en brèche les produits réglementés et à leur faire concurrence au moyen de produits divers, libre à eux ; mais, en vertu de quelle loi jouiraient-ils forcément des mêmes avantages que nous ?

Nul doute que, si nous sommes le plus grand nombre, nous n'amenions ainsi les fabricants à l'adoption d'une mesure aussi conforme à leurs intérêts.

Evidemment, l'hostilité des pharmaciens non dépositaires est à prévoir, mais cette hostilité ne sera pas nouvelle. Il est certain, en revanche, que le nombre des opposants sera considérablement réduit par la nécessité d'avoir signé et tenu l'engagement pour pouvoir bénéficier des avantages spéciaux réservés aux dépositaires.

Il est clair que, dans l'avenir, ces conditions pourront changer, les engagements étant toujours révocables à la volonté de l'une des parties contractantes. Et c'est ce qui nous permet d'espérer que, si les spécialités réglementées deviennent très nombreuses et si le bon accord continue à régner entre dépositaires et fabricants, un pas de plus pourra être fait.

Le jour où la grande majorité des spécialités sera réglementée, nous pourrons tenter de généraliser la réglementation, en décidant qu'à partir d'une certaine date, seuls les pharmaciens vendant *toutes les spécialités, sans exception*, dans des conditions normales, c'est-à-dire avec un bénéfice de 20 0/0 au moins sur le prix de vente (ou même au prix marqué si l'on jugeait la réforme possible), continueraient à jouir de la remise sur les spécialités réglementées.

Le fabricant aurait un motif très plausible d'accepter une pareille mesure qui régulariserait la concurrence entre toutes les spécialités réglementées ou non. A l'heure actuelle, le produit réglementé paraît, aux yeux du public, plus cher que le produit livré au rabais, et sa vente peut en souffrir. L'obligation, pour les dépositaires qui seraient alors la presque totalité des pharmaciens), de vendre toutes les spécialités sur un pied d'égalité, ne serait nullement étrangère aux intérêts du fabricant ayant réglementé (1).

Le dépositaire ne pourrait évidemment que se réjouir d'être soumis à une semblable obligation, qui lui permettrait enfin de débiter des spécialités pharmaceutiques avec un bénéfice brut représentant la quote-part de ses frais généraux, c'est-à-dire sans perte.

Quant au propriétaire de la spécialité non réglementée, on ne voit pas comment il pourrait exiger que le rabais continue sur son produit. Conserver dorénavant tout ou partie de la remise d'usage,

---

(1) Si l'on s'en souvient, le *referendum* de 1898 comportait le paragraphe suivant : « Je m'engage à vendre aux mêmes conditions les spécialités et produits similaires aux vôtres, lorsqu'ils appartiendront à des fabricants ayant traité avec moi dans les mêmes termes que vous. *A défaut de traité, je vendrai ces produits aux prix qu'ils devront porter sur leurs étiquettes, et sans aucune remise.* » Cet engagement réunit près de 5,000 signatures.

au lieu de l'abandonner au public, c'est notre droit. Le sien, s'il nous désapprouve, est de réduire ou de supprimer cette remise. Dans ce cas, aucun de nous ne consentirait plus à lui servir d'intermédiaire. Mais nous n'en sommes pas encore là.

Nous avons voulu seulement, en développant tout notre programme, jouer cartes sur table et montrer la possibilité d'arriver par l'entente et la confraternité à la réglementation générale forcée. L'important, pour le début, est de réunir une forte majorité de pharmaciens de détail acceptant les deux principes de neutralité et de réciprocité. Si le succès répond à notre attente nous avons le ferme espoir de pouvoir obtenir du plus grand nombre des fabricants de spécialités qu'ils n'acceptent comme dépositaires de leurs produits que les pharmaciens ayant adhéré à ces deux principes et que les dépositaires seuls puissent bénéficier des avantages spéciaux sus-rappelés. Enfin nous chercherons constamment et en même temps, à augmenter le nombre des spécialistes partisans de notre système.

Nous ne nous dissimulons pas que, pour atteindre ce premier but, il nous faudra surmonter de nombreuses difficultés, mais nous ne négligerons rien pour essayer de les vaincre, et si nous obtenons ce premier résultat :

Avantages spéciaux réservés aux membres de l'Union des Pharmaciens français,

Nous aurons, croyons nous, réalisé une amélioration professionnelle réelle. C'est alors qu'encouragés par notre succès, nous pourrons, poursuivant la seconde partie de notre programme, chercher à obtenir la réglementation générale. Si cette seconde étape nous semble plus difficile à franchir, étant donné qu'il nous faudra amener à nous une grosse majorité de spécialistes et sauvegarder les intérêts des pharmaciens dépositaires en évitant de les exposer à la brutale concurrence des détaillants irréductibles, nous avons par contre le droit d'espérer que les difficultés seront grandement aplanies pour la réalisation de la première partie, par le bon vouloir de nos confrères du détail.

C'est, en effet, sur une forte majorité de ces derniers, que repose la possibilité de notre réussite; or, tous se trouvent trop intéressés au succès pour ne pas nous apporter l'appoint de leur bonne volonté. Nous comptons sur eux pour nous faciliter la tâche et faisons appel à leur esprit de confraternité.

Que chacun adhère et fasse autour de lui, dans le cercle de ses relations amicales, une propagande énergique pour convaincre tous les intéressés, pharmaciens de détail ou spécialistes, et notre rôle sera grandement simplifié.

Nous adressons donc un dernier et chaleureux appel à tous nos confrères en les assurant que nous n'épargnerons aucun effort en vue de justifier la confiance qu'ils voudront bien nous accorder.

Nous n'ignorons rien des critiques portées contre les modes de réglementation par primes ou par tickets, ainsi que des sujétions et des formalités qu'ils imposent aux pharmaciens. Certainement la réglementation idéale serait celle qui, débarrassée de tout cortège de complications plus ou moins gênantes, assurerait à chacun le bénéfice commercial rationnel, n'ayant comme règle que le bon vouloir et l'entente de tous. Une telle conception de la réglementation est malheureusement du domaine du rêve, un seul dissident pouvant entraver son application.

La réglementation ne peut être effective que régie par une sanction permettant d'en supprimer les avantages à tous ceux qui, tentés de ne pas s'y conformer, succomberaient à cette tentation. Or, jusqu'ici, nul autre système, ceux des primes et des tickets exceptés, n'a assuré cette sanction. De plus, en acceptant ces systèmes, comme tout autre comportant une sanction efficace, nous ne cherchons pas à renverser ce qui existe et ne craignons pas ainsi, par une action qui pourrait être néfaste, de compromettre ce qui est déjà acquis à la réglementation.

Nous espérons que nos confrères, se basant sur notre exemple, voudront bien, faisant abnégation de leurs idées personnelles et se ralliant aux seuls modes de réglementation qui aient été pratiqués jusqu'ici, oublier les sujétions qu'ils peuvent leur imposer et ne voir que les chances de réussite qu'ils nous offrent pour arriver au but désiré. C'est en effet dans l'union seule que nous pourrons trouver le succès. Unissons-nous donc dans un intérêt commun et peut être, dans l'avenir, de l'Union que nous cherchons maintenant à cimenter, sortira-t-il un système sinon parfait, tout au moins réalisant sur les systèmes actuels un progrès véritable. Tout se fait pas à pas dans la réalité, rien ne procède par saut. Ne négligeons donc rien pour atteindre notre but et, confiants dans l'avenir, acceptons maintenant ce qui a fait preuve de vitalité et cherchons dans une entente confraternelle à en tirer parti pour le bien du plus grand nombre.

Confrères amis, trève aux discussions, venez à nous et agissons.

(Signé par tous les Membres du Comité d'initiative.)

UNION DES PHARMACIENS FRANÇAIS
Ayant pour but de réglementer la vente des produits pharmaceutiques spécialisés sous des marques quelconques.

STATUTS

I. — Tout pharmacien ayant officine régulièrement ouverte au public, soit en France, soit en Algérie, peut faire partie de l'Union.

II. — La seule formalité à remplir pour faire partie, une première fois de l'Union, est de signer, sans aucune réticence, l'engagement ci-joint. Cet engagement doit être adressé au Président du Comité de l'Union, soit directement, soit par l'intermédiaire du Président du Syndicat local ou régional.

III. — Dans le cas où un pharmacien, ayant déjà fait partie de l'Union, demanderait sa réintégration, elle pourra être refusée ou soumise à telles garanties que le Comité de l'Union jugera convenable de prendre, dans l'intérêt commun, suivant les circonstances qui auront, antérieurement, motivé la démission ou l'exclusion du postulant.

IV. — Cet engagement peut être résilié à tout moment par rupture d'engagement adressée au Président du Comité de l'Union. Toute infraction entraînera l'exclusion de l'Union.

RAPPORT SUR LE PROJET D'UNION DES PHARMACIENS FRANÇAIS

lu à l'Assemblée générale de la Chambre syndicale de la Seine

Par M. Eug. THIBAULT

MESSIEURS,

En prenant la parole au sujet de la réglementation de la Spécialité, je n'ai pas l'intention de me poser en défenseur de la Spécialité, je né veux pas plus la défendre que je n'ai envie de l'attaquer. La Spécialité pharmaceutique a ses partisans comme elle a ses détracteurs, vous connaissez les uns, vous n'ignorez pas les autres. Tous sont plus autorisés que moi pour faire, suivant le cas, son apologie ou son procès.

Là n'est donc pas la question.

Aussi, sans discuter sur la légalité de son existence, constatons seulement qu'elle existe, à tort ou à raison, mais enfin qu'elle existe et qu'il nous faut, commercialement, compter avec elle.

Personnellement, je crois, et je ne suis pas le seul à le croire, que l'habitude prise et conquise par la Spécialité lui donne actuellement, à défaut de légalité, un fait, j'allais dire un droit, acquis, indéniable et contre lequel viendront se briser toutes les attaques, quelle qu'en soit la légitimité ou le parti pris. Donc, persuadé de l'inutilité de ces attaques, j'ai toujours pensé qu'il valait mieux se servir de la Spécialité pour en faire un terrain d'union confraternelle, plutôt que de la laisser continuer à être ce qu'il nous faut subir aujourd'hui, au détriment du plus grand nombre, c'est-à-dire la cheville ouvrière de notre perte, par la réclame à outrance basée sur l'avilissement de son prix de vente.

Voilà pourquoi, Messieurs, j'ai toujours été partisan de la réglementation, et pourquoi j'ai toujours cherché à en provoquer l'extension. Quelques-uns d'entre vous penseront que j'enfourche mon dada favori (le Midi ne m'a-t-il pas, paraît-il, récemment qualifié de Prima espada de la réglementation), ceux qui penseront ainsi auront raison; mais ce dada en vaut bien un autre, surtout si on considère l'amélioration que sa réalisation pourrait apporter à l'état actuel de notre malheureuse et tourmentée profession.

Je n'ai pas l'intention de vous faire l'historique de la réglementation et de vous tracer les étapes, insuffisantes d'ailleurs, qu'elle a parcourues; mais permettez-moi d'exposer dans quelles conditions a pris naissance le Comité d'initiative qui vous a présenté le projet d'union tendant à la réglementation générale, projet que vous avez tous pu lire dans le *Bulletin de la Chambre syndicale* d'avril, et de vous donner quelques explications sur les considérations qui ont milité en faveur de l'adoption de ce projet.

Vous vous souvenez tous, Messieurs, du referendum suscité par M. Thomas, d'Agen, dans le courant de l'année précédente. Vous savez le succès de ce referendum sur le principe même de la réglementation. Mais vous savez aussi l'échec malheureux subi par le projet mis en avant par ce confrère. Vous connaissez, également, quel fut le sort de ce même projet revu et corrigé. Ces différentes alternatives de présentation, de discussion et d'abandon, nous conduisirent à la fin de l'année 1903; plus exactement aux premiers jours de décembre 1903. — A cette époque, quelques confrères de la Société amicale du X° arrondissement, dans leur réunion de décembre, pensèrent que le mouvement soulevé par M. Thomas ne devait pas être perdu; ils crurent que le moment était propice pour une tentative nouvelle en faveur de la réglementation, et, persuadés que la cause ne pouvait être mieux servie que par les pharmaciens de détail, les premiers intéressés, ils décidèrent de reprendre la question. Des pourparlers s'engagèrent; une première réunion fut faite, à laquelle furent conviés quelques confrères n'appartenant pas au X°; enfin, après examen et discussion des divers moyens susceptibles d'être employés, on arrêta l'orientation qui parut la meilleure.

Il fut décidé qu'on établirait un Comité d'initiative, indépendant, à proprement parler, des divers syndicats, mais s'appuyant sur tous, ainsi que sur les différentes sociétés professionnelles, locales, parisiennes. C'est ainsi que furent appelés pour la formation de ce Comité :

Des représentants de l'Association générale ;

   —   de la Chambre syndicale de la Seine;

   —   du Syndicat général des Pharmaciens de France;

   —   de tous les groupements professionnels locaux de Paris, connus des organisateurs.

Leur réunion eut lieu au siège social de la Chambre syndicale de la Seine, le 28 novembre 1903. Là, plusieurs d'entre vous, Messieurs, y assistaient, furent arrêtées les bases premières et fondamentales du projet à établir; ces bases furent :

1° Respect des modes de réglementation existant déjà : Tickets et Primes;

2° Adoption du principe de la réciprocité.

Enfin, un bureau fut nommé pour poursuivre l'étude et mettre le projet sur pied.

Aussitôt sa formation, le bureau crut devoir se mettre en rapport avec M. Thomas et le tenir au courant de la campagne qu'il voulait entreprendre, espérant, étant donné l'échec de son premier projet, pouvoir le rallier à ses idées. Mais les deux principes mêmes sur lesquels s'appuyait notre volonté d'agir, et surtout le premier (celui du respect des modes de réglementation déjà en exercice), furent de la part de M. Thomas une cause d'éloignement systématique. En nous faisant connaître son refus de nous suivre dans nos moyens, M. Thomas nous fit l'exposé du nouveau projet qu'il voulait préconiser. C'est ce projet qui a été publié dans les journaux d'intérêts professionnels du mois de mars 1904. vous en connaissez l'économie, permettez-moi de ne pas vous le développer.

Dans une réunion subséquente de notre bureau, ce projet fut présenté tel que nous l'avait soumis son auteur et nous ne crûmes pas devoir, de notre coté, abandonner nos idées pour nous rendre à celles de M. Thomas.

Quelques jours après, il nous fut possible de proposer à nos confrères du Comité d'initiative le texte d'un projet qui fut discuté et adopté, sous réserves d'examen préalable par un jurisconsulte compétent. Cette mesure de sage précaution fut prise, et c'est après avoir été reconnu légal dans sa forme et mis définitivement au point par une personnalité autorisée du barreau de Paris, qu'il fut définitivement arrêté et adopté.

Nous pensâmes, alors, devoir tenter une nouvelle démarche vis-à-vis M. Thomas. Dans une lettre qui lui fut adressée le 20 février, en même temps que notre texte définitif, nous lui demandâmes de vouloir bien réfléchir avant d'entreprendre de son côté une action différente; lui offrant, s'il voulait se rallier à nous, de faire la campagne sous la dénomination qu'il avait choisie, d'*Alliance française des intérêts pharmaceutiques*.

Mais M. Thomas se montra encore complètement intransigeant et il nous fit part de ses intentions bien arrêtées de publier son nouveau projet, ayant, ajoutait-il, « conscience absolue, que ce dernier était meilleur que le nôtre pour la corporation pharmaceutique tout entière. »

Voilà, Messieurs et chers confrères, comment il se fait que deux projets de réglementation sont en ce moment présentés au corps pharmaceutique.

L'un, celui de M. Thomas, sous la protection du titre d'*Alliance française des intérêts pharmaceutiques*.

L'autre, celui du Comité d'initiative de Paris, sous la dénomination d'*Union des Pharmaciens français*.

Certes, une telle dualité est fâcheuse à plus d'un titre, et ne peut amener qu'une confusion regrettable. Nous avons fait ce que nous avons pu pour l'éviter. Malheureusement nous n'avons pas réussi.

Ces deux projets, vous les connaissez, puisqu'ils ont été tous les deux publiés par les journaux d'intérêts professionnels, je ne vous les exposerai donc point; mais permettez-moi de vous faire ressortir, brièvement, leurs points de dissemblance et en même temps les avantages que nous croyons attachés à celui que nous défendons.

Voyons, en premier lieu, le projet de M. Thomas (tout en passant sous silence les points faibles, fort bien mis en lumière, d'ailleurs, par notre confrère Rièthe dans son article du 29 février 1904) (*Bulletin de la Chambre syndicale*), c'est, à notre avis, un simple système de réglementation comme le sont les systèmes à tickets ou à primes; d'apparence incontestablement plus simple et présentant moins de sujétion pour les pharmaciens, mais dont les moyens coercitifs de sanction sont en raison inverse de cette simplicité. Cette sanction est en effet bien moins efficace que ne l'est celle offerte par les précédents déjà en exercice, puisque avec leur condition de remboursement après vente, les tickets ou les primes sont une menace constante de suppression de la remise pour ceux qui n'observeraient pas le prix minimum.

De plus, ce système par simple intervention du droguiste ou du commissionnaire appliquant suivant le cas le prix faible ou le prix fort, serait parfait si l'entente entre détaillants était faite et si tous, ou à peu près, consentaient au principe du respect des prix marqués. Dans ce cas la question se trouverait pour ainsi dire résolue et point ne serait besoin de projet de réglementation. Mais, étant données les idées de rabais quand même, manifestées par un nombre, hélas ! trop grand, de confrères, qui sont précisément les mieux placés pour pouvoir forcer la main aux commissionnaires ou aux droguistes, il y a là un danger que ne pourra éviter la seule intervention de ces derniers lorsqu'ils seront les libres dispensateurs de la sanction de la réglementation.

Si nous considérons, maintenant, la généralité de l'application du système Thomas, puisque, comme les systèmes précédents, primes ou tickets, il favorise également tous les pharmaciens, qu'ils soient ou non partisans de la réglementation, nous verrons que son adoption ne ferait que consacrer l'état actuel et que les avantages étant encore et toujours les mêmes, aussi bien pour les partisans que pour les adversaires de la réglementation, ces derniers n'auront aucune raison pour abdiquer leur hostilité. La situation numérique des uns et des autres restera donc toujours la même et nul progrès ne sera ainsi possible en vue de l'objectif à atteindre, la réglementation générale.

Cette libéralité du projet, vantée par son auteur, est donc à notre avis un autre de ses points faibles, considéré comme projet général. — Il peut exister comme projet partiel à côté des autres, tickets ou primes, si quelques fabricants, que cette façon de réglementer pourrait séduire, veulent bien l'adopter, mais nous ne le croyons pas appelé, pour le moment du moins, à se généraliser et à donner au corps pharmaceutique la justification des espérances que nous fait entrevoir son auteur.

Certainement, le projet que nous présentons, sous le nom d'*Union des Pharmaciens français*, n'est pas plus exempt de critiques que ne l'est celui de M. Thomas, car tout est critiquable. Mais s'il n'offre pas la simplicité et la libéralité que présente le précédent, par ses obligations mêmes, il donne à ses partisans, détaillants ou fabricants, en échange de ces mêmes obligations, des garanties qui n'ont été présentées, jusqu'ici, par aucun autre système.

Avant d'énumérer ces garanties, laissez-moi vous faire remarquer que, sur tous les autres moyens antérieurement préconisés ainsi que sur celui de M. Thomas, celui que nous proposons présente l'avantage de s'accommoder de tous les modes de réglementation et de les rapprocher en un point commun et essentiel ; qui est de réserver exclusivement les bénéfices de la réglementation, quelle qu'elle soit, à ses seuls partisans. Inutile de développer, par conséquent, l'évolution qu'il peut apporter dans l'augmentation rapide du nombre de ces partisans.

Voyons maintenant quelles sont les garanties précédemment citées :

Tout d'abord, comme garantie pour les fabricants qui viendront à nous, nous offrons :

La neutralité des détaillants vis-à-vis des spécialités réglementées.

Enfin, comme garanties s'adressant aussi bien aux fabricants qu'aux détaillants, nous apportons :

La déclaration d'être partisan de la réglementation pour pouvoir en bénéficier et, par conséquent, la réciprocité.

L'engagement de neutralité est un engagement de toute loyauté, qui n'a d'ailleurs rien de nouveau. Il est le facteur nécessaire de toute entente entre fabricants et détaillants. C'est le donnant donnant du projet, la garantie offerte au producteur en échange de la réglementation de ses produits. De plus, ne le perdez pas de vue, c'est la menace constante vis-à-vis de tous les produits non réglementés.

Quant à la nécessité de faire acte de partisan de la réglementation, elle est de toute justice. Nul ne peut, en effet, se plaindre s'il ne bénéficie pas d'une mesure qu'il désapprouve et dont il se déclare ouvertement l'ennemi. Cette garantie présente un point nouveau, capital, je le répète, par l'extension qu'elle peut et doit apporter à la réglementation ; puisque pris, dès le début, par leurs intérêts, bon nombre d'opposants seront certainement amenés à changer d'avis lorsque les avantages réservés aux seuls participants leur seront refusés.

Enfin, la troisième garantie est la réciprocité. Condition toute nouvelle dans la réglementation. Elle est la conséquence inévitable et logique de la précédente. N'est-il pas, en effet, tout naturel, si l'on s'avoue partisan de la réglementation, que l'on commence par réglementer les produits que l'on possède ou dans lesquels on a un intérêt quelconque ?

Pour terminer, remarquez, Messieurs, que la réciprocité entraîne, comme corollaire, la vente à un prix régulier de tous les produits spécialisés que chaque détaillant a dans son officine et sur lesquels un prix de vente se trouve marqué. Cette mesure coupe court, par son application, à la tendance fâcheuse, généralement admise maintenant, d'offrir une remise illusoire par l'écart considérable existant entre le prix de fantaisie placé par beaucoup, pour ne pas dire par tous, en évidence, et le prix réel auquel la vente est effectuée, prix qui peut être regardé, presque toujours, comme le prix normal marchand du produit.

Telles sont, Messieurs, en échange de l'engagement qui vous est demandé, les garanties apportées par le projet d'Union des Pharmaciens français, que le Comité d'initiative vous présente. D'ailleurs, cet engagement n'est pas compromettant : il est résiliable à volonté et il offre ainsi à ceux qui dans la suite pourraient se croire lésés, la facilité d'une rupture immédiate. De plus, il ne deviendra réalisable et applicable que le jour où on vous dira : « Nous avons pu réunir tant d'adhésions ; ce nombre a été trouvé suffisant par tels et tels fabricants qui veulent bien, entrant dans nos idées, réserver les bénéfices de leur réglementation aux seuls membres de notre Union. » Faisons donc tous nos efforts pour que la majorité des adhérents rende impossible l'hésitation des fabricants, et, nous en sommes persuadés, les uns et les autres n'auront qu'à se féliciter du résultat qu'il sera possible de réaliser.

Messieurs,

Pendant les démarches diverses, nécessitées par l'étude du projet que je viens de défendre, j'ai pu, personnellement, recueillir les avis et étudier les intentions de bon nombre de confrères, spécialistes ou détaillants. De l'avis de tous, je crois, se dégage la persuasion que la réglementation de la spécialité ne prendra réellement son essor, si tant est qu'elle puisse le prendre, que par une union dès pharmaciens de détail, formant la base de l'entente à intervenir entre fabricants et détaillants.

Ces derniers sont réellement les seuls intéressés à cette réglementation, et ce n'est que par leur union qu'ils pourront l'imposer à la majorité des premiers. Qu'ils s'unissent donc et nous sommes convaincus qu'ils trouveront ensuite, parmi les spécialistes, un certain nombre d'initiateurs qui ne tarderont pas à entrer dans la voie que nous voulons ouvrir et que par cet appoint, nécessaire à notre réussite, la réglementation verra bientôt accroître considérablement ses partisans, dans la pharmacie de détail, d'abord, et, enfin, parmi les fabricants ; ce qui nous permettra alors d'aborder la généralisation absolue de la réglementation. A ce moment, mais à ce moment seulement, peut-être sera-t-il possible d'avoir recours à un système simple, débarrassé de ce que quelques-uns, n'envisageant que la tranquillité immédiate, appellent dès tracasseries et des sujétions, mais tracasseries et sujétions aujourd'hui nécessaires, si nous voulons reconquérir ce qui nous a été peu à peu enlevé par une concurrence éhontée, c'est-à-dire le droit de vivre honorablement de notre profession.

C'est donc aux Pharmaciens de détail qu'appartient la possibilité de créer cette union qui fera notre force. La réglementation est par cela même entre leurs mains. C'est à eux de se prononcer pour ou contre.

A tous nous faisons un appel urgent.

Non seulement aux partisans de la réglementation sous une forme ou sous une autre, mais encore à ceux qui pensent qu'appuyer la réglementation serait reconnaître la légalité de l'existence de la spécialité, légalité qu'ils ne veulent pas admettre, leur faisant simplement remarquer que cet appui ne compromettra pas plus leurs droits à attaquer la spécialité en général, que ne le fait actuellement la vente qu'ils en font tous, à leur corps défendant peut-être, mais qu'ils font forcément et cela sans aucun bénéfice.

Mais, c'est surtout aux indifférents, et ils sont assurément le plus grand nombre, que nous nous adressons avec le plus d'insistance, les priant de secouer l'apathie professionnelle et de faire un léger effort pour sortir de leur léthargie, car leur abstention compromettrait assurément le succès de la cause générale, donnant en même temps plus de force aux adversaires intéressés de la réglementation. C'est alors que ces derniers, détaillants ou fabricants, n'en auraient, victorieux avérés, que plus d'audace pour continuer, les uns à nous battre en brèche de plus belle, à coups de prix courants, les autres à se servir de nous comme de bons petits intermédiaires bénévoles et complétement sacrifiés, mais forcés d'augmenter, quand même, leur prospérité.

Enfin, Messieurs et chers confrères, craignez tous, par l'abstention, de lasser la bonne volonté des fabricants qui, partisans affirmés de la réglementation, ont déjà cherché à réserver à notre intermédiaire un bénéfice légitime. Craignez donc, par cela même, de retomber au pire, si ces promoteurs du mouvement s'aperçoivent qu'en surélevant forcément le prix de leurs produits au public, et cela tout au profit du pharmacien, s'aperçoivent, dis-je, qu'ils vont ainsi contre le désir de la majorité, puisque cette dernière se sera manifestement affirmée contre la réglementation, c'est-à-dire aura montré son désir absolu d'être spoliée plutôt que protégée. (*Applaudissements.*)

16856. — Paris. Impr. Ed. Duruy, 22, rue Dussoubs. — 4-1904.

UNION DES PHARMACIENS FRANÇAIS

AYANT POUR BUT

DE RÉGLEMENTER LA VENTE

DES

PRODUITS PHARMACEUTIQUES SPÉCIALISÉS

sous des marques quelconques

ENGAGEMENT

Je, soussigné, *Pharmacien*, ayant officine ouverte au public à_________________, département de_________________,
m'engage vis-à-vis du Comité de l'Union des Pharmaciens français et comme dépositaire éventuel de n'importe quelle spécialité pharmaceutique réglementée, savoir :

1° A ne jamais vendre, céder ou annoncer ces produits, soit au public, soit à des Confrères, au-dessous du prix minimum fixé pour la vente au public; m'obligeant, par cet engagement même, à m'abstenir de toute manœuvre qui, par un procédé plus ou moins déguisé, tendrait à faire une réduction quelconque sur le prix minimum établi;

2° A conserver, vis-à-vis de ces mêmes produits réglementés, une neutralité complète, c'est-à-dire, à ne jamais chercher, par quelque moyen que ce soit, à détourner le Consommateur de la marque demandée.

Les deux engagements qui précèdent sont subordonnés à la seule condition qu'il me soit réservé, sur les produits réglementés dont je deviendrai le dépositaire, un bénéfice minimum de 20 °/₀, remboursable en espèces, après vente et par quelque moyen que ce soit.

Le prix minimum, s'il est inférieur au prix marqué, devra toujours être établi en laissant entre lui et le prix fort, un écart de 5 °/₀ au moins, de façon à me permettre, si je le désire, de réaliser sur la vente un bénéfice total minimum de 25 °/₀ (Si la vente au prix marqué est obligatoire, la remise doit être de 25 °/₀) (1).

Je m'engage également, à titre de réciprocité :

1° A vendre au public les produits de ma propre fabrication conditionnés sous forme de spécialités au prix marqué. Je me réserve, toutefois, la faculté de faire sur ces prix une réduction de 5 °/₀ ;

2° A accepter comme dépositaire pour la vente de mes produits, aux conditions ci-dessus énoncées, tous les Pharmaciens qui, comme moi, auront souscrit le présent engagement.

Il [est entendu, d'une part, que les engagements qui précèdent sont résiliables à mon gré, et d'autre part que toute infraction commise à l'un d'eux me fera perdre les avantages attachés à la qualité de membre de " L'Union des Pharmaciens français ".

SIGNATURE :

TIMBRE DE LA PHARMACIE :

---

(1) Les produits ayant été réglementés, antérieurement, à 20 °/₀ sur le prix fort, profiteront du fait acquis et pourront conserver, exceptionnellement, leur réglementation actuelle.

Prière de signer l'engagement, de le timbrer au timbre de
la pharmacie et de l'envoyer à l'adresse ci-contre après
l'avoir affranchi à 0 fr. 15.

RÉGLEMENTATION

DE LA

SPÉCIALITÉ PHARMACEUTIQUE

Affranchir
à
0,15 cent.

Monsieur **THIBAULT**,

Pharmacien

127, Boulevard Saint-Michel

PARIS (V^e)

MM.

GESLIN, 108, rue Lafayette.

GUILBAUD, 76, rue du Chateau-d'Eau.

GUILLAUMIN, 168, boulevard Saint-Germain.

GRAS, 201, faubourg Saint-Denis.

HERBAIN, 44, rue Saint-André-des-Arts.

LHOPITALLIER, 3, rue Soufflot.

LHUILLIER, 16, rue du Commerce.

MOREAU (Ch.), 84, boulevard Magenta.

MOREAU (P.), 7, rue d'Hauteville.

MAINCENT, 63, boulevard Magenta.

MELLET, 168, boulevard Saint-Germain.

RENARD, 8, rue de Passy.

ROBIN (P.), 247, rue Saint-Denis.

VAILLANT, 49, avenue Wagram.

VERCAMER, 7, rue Notre-Dame-des-Champs.

VOGEIN, 1, place Voltaire.

VICARIO, 17, rue du Helder.

WEIL, 62, route d'Orléans (Montrouge).

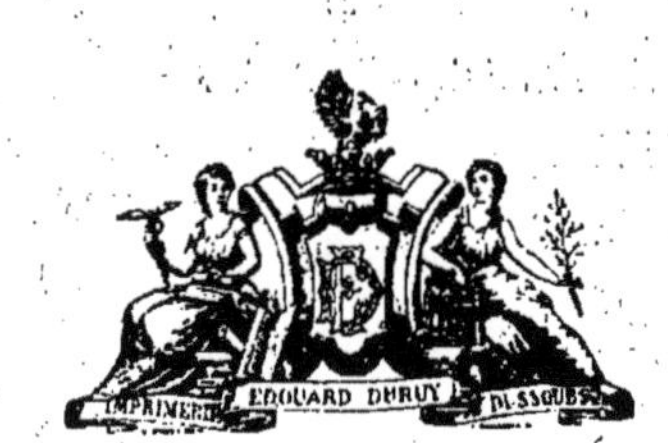
IMPRIMERIE   EDOUARD DURUY   DESSOUBS

www.ingramcontent.com/pod-product-compliance
Ingram Content Group UK Ltd.
Pitfield, Milton Keynes, MK11 3LW, UK
UKHW022251070726
13613UKWH00005B/2220